AF315172

MORTALITÉ EXCESSIVE DU PREMIER AGE

EN FRANCE

MORTALITÉ EXCESSIVE DU PREMIER AGE

EN FRANCE

CONSIDÉRÉE COMME CAUSE DE DÉPOPULATION

ET DES MOYENS D'Y REMÉDIER

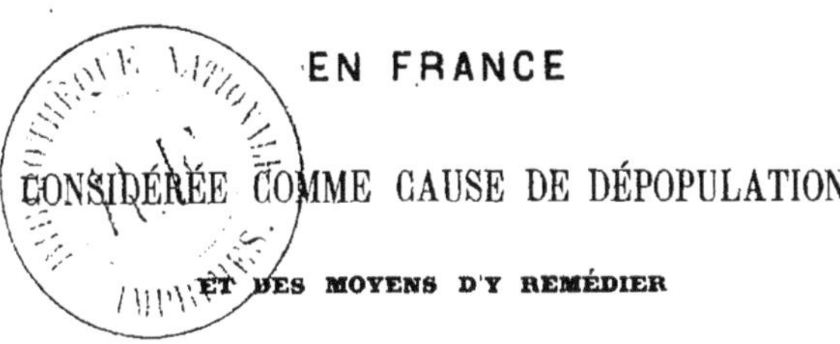

PAR

LE DOCTEUR ALEX. MAYER,

Fondateur et secrétaire général de la Société protectrice de l'Enfance
de Paris (Société-mère),
Médecin de l'inspection générale de la salubrité, etc.
Chevalier de la Légion d'honneur.

———

(Mémoire lu au Congrès médical de Lyon, 1872)

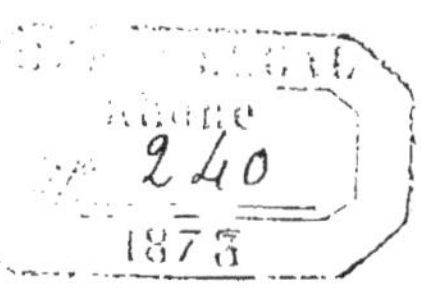

PARIS

CHEZ J.-B. BAILLIÈRE ET FILS

Libraires-éditeurs, rue Hautefeuille, 19.

—

1873

Lyon. — Imp. Aimé Vingtrinier.

DE LA

MORTALITÉ EXCESSIVE DU PREMIER AGE

EN FRANCE

CONSIDÉRÉE COMME CAUSE DE DÉPOPULATION
ET DES MOYENS D'Y REMÉDIER (1).

Facta, non verba.

Je voudrais inaugurer dans cet opuscule une nouvelle manière d'écrire : exposer en peu de pages le plus grand nombre d'idées possible, c'est-à-dire élaguer tout hors d'œuvre et tout ornement de style qui n'ajouterait rien aux arguments que j'aurai à faire valoir.

C'est en effet, à mon sens, une des plaies de notre époque, que de trop parler et de faire de trop gros livres, qu'on n'a pas le temps de lire.

Orateurs et écrivains sacrifient à cette manie de briller les plus graves intérêts de la France, et l'on a vu, dans ces derniers temps, des hommes d'Etat, sur une formule éloquente ou pittoresque, propre à flatter leur vanité, engager la diplomatie dans des difficultés inextricables, et qu'il a fallu, en fin de compte, trancher par les plus déplorables reculades.

D'autre part, nos assemblées délibérantes se signalent par une intempérance de paroles qui nuit singulièrement à l'ex-

---

(1) L'auteur de ce travail en revendique expressément la responsabilté pour lui seul. Il n'entend engager en rien la Société protectrice de l'Enfance, dans les opinions qu'il exprime et les remèdes qu'il propose, attendu que ce sont ses conceptions personnelles, auxquelles la Société est demeurée, jusqu'à présent, tout à fait étrangère.

pédition des affaires les plus urgentes. C'est à ce point que, si l'on n'y prend garde, des sessions, même permanentes, ne suffiront bientôt plus à la discussion approfondie des budgets, alors que tant de problèmes, qui touchent à la vitalité même de notre patrie, sollicitent les méditations des penseurs et des gouvernants.

Au demeurant, je sais que des statisticiens et des économistes, mieux préparés que moi par leurs études spéciales, traiteront le sujet dont je m'occupe dans tous les détails qu'il comporte, et que je ne pourrais y apporter qu'un contingent de lumières puisées à leurs propres sources ; raison décisive pour m'abstenir d'un travail superflu, et me borner à ce que je crois être véritablement de mon domaine.

Ce travail sera donc assez concis pour justifier l'épigraphe que j'ai choisie, et, néanmoins, j'ose l'espérer, assez intéressant pour mériter l'attention du Congrès.

Des causes de la dépopulation de la France, et des moyens d'y remédier.

Il n'est pas exact de dire que la France se dépeuple ; ce qui est vrai, c'est que la population ne s'accroît pas dans des proportions normales, comme chez les nations qui nous avoisinent, et selon la progression qu'elle suivait avant l'année 1851.

C'est là un fait que la stastistique a mis en évidence.

A quoi faut-il attribuer cet état de choses, qui met en péril l'avenir de notre pays ? A des causes nombreuses, et que je laisse à de plus compétents le soin de rechercher, pour n'en retenir qu'une seule dont j'ai fait l'objet de mes études de prédilection, à savoir : la mortalité excessive du premier âge.

De la mortalité excessive du premier âge.

La question de l'industrie nourricière a été, dans ces derniers temps, traitée sous toutes ses faces, et l'opinion publique est suffisamment édifiée sur les périls auxquels sont exposés les nourrissons, pour qu'il soit inutile de retracer ici le lamentable tableau, que je ressasse depuis de longues années, du martyrologe auquel sont condamnés les pauvres petits êtres élevés loin de leurs familles. De la divulgation de ces misères, qui dégradent notre civilisation, sont nées les *Sociétés protectrices de l'enfance,* dont il me siérait mal de faire l'éloge, mais qui ont réalisé, je puis le dire, assez de bien pour que, là où elles existent, leur influence heureuse se soit déjà manifestée par une décroissance notable de la mortalité sur le premier âge.

Cette mortalité, sur laquelle les différentes statistiques sont loin de s'accorder, est énorme dans la première année de la vie. Mais j'ai la conviction que pour l'apprécier exactement les éléments font défaut, et que tout ce qui a été publié à cet égard est entaché d'erreurs.

Un service spécial, institué au ministère de l'intérieur et dont il sera question plus loin, pourra seul, selon moi, fournir dans l'avenir des données exactes sur cette question d'une extrême importance.

Des moyens de ramener à ses limites normales la mortalité du premier âge en France.

Je ne viens pas ranimer la discussion sur les causes de la mortalité excessive qui sévit en France sur les enfants du premier âge. Les témoignages les plus autorisés ont établi surabondamment qu'il fallait l'attribuer, pour une grande part, à l'allaitement mercenaire et aux abus de l'industrie des nourrices. Grâce aux révélations navrantes qui se sont produites sur ce sujet, depuis 1864, où le premier j'ai ouvert la campagne *actuelle* contre une des hontes de notre époque, grâce surtout à l'émotion entretenue de tous côtés pour maintenir à l'ordre du jour une question qui touche à de si graves intérêts, on peut espérer que, cette fois, le problème, nettement posé, ne restera pas sans solution. Mais pour cela, il faut de toute nécessité entrer résolûment dans la voie des réformes, et ne pas s'en tenir à quelques modifications insignifiantes de l'état de choses actuel. C'est ici le cas de dire : *Qui veut la fin, veut les moyens*; et, s'il est indispensable de porter une certaine atteinte à la liberté individuelle ou au prétendu droit de la famille, il faut s'y résigner, en considération du but à atteindre.

Pour donner une idée de ce qu'on peut attendre des familles, je vais citer un fait presque incroyable, mais qu'il m'est permis d'affirmer, parce que je suis en mesure d'en fournir la preuve.

Pendant plus de trois ans, *la Société protectrice de l'enfance*, encore peu connue du public, avait dû attendre d'un bureau de nourrices la liste mensuelle de tous les enfants placés par ses soins, afin de les faire surveiller par ses médecins-inspecteurs.

Chaque fois qu'un bulletin de renseignements arrivait, une circulaire *affranchie* était adressée à la famille pour l'inviter à venir en prendre connaissance. Quand les nouvelles étaient particulièrement mauvaises et qu'elles commandaient des mesures d'urgence, la lettre en faisait mention pour qu'il n'y eût aucune perte de temps. Elle ajoutait, par surcroît de précaution, *que pas un centime n'était à débourser*. Eh bien! veut-on savoir combien de ces parents répondaient à l'appel? tout au plus dix sur cent!!! Mais il y en a qui y mettent en-

core moins de façons et refusent net la surveillance de la
Société, en recommandant aux nourrices de ne point se soumettre aux visites du médecin-inspcteur.

Et voilà le droit des familles qu'on voudrait respecter ! Je
prétends, moi, que c'est un droit de vie et de mort, vestige
d'un autre âge, et qu'il faut se hâter de restreindre par une
bonne loi qui fasse pendant à la loi Grammont.

Voici un projet de loi et de règlement que j'ai soumis à la
Commission administrative instituée autrefois au ministère
de l'intérieur, que j'ai développé devant le Conseil général de
la Seine, et adressé enfin à l'Assemblée nationale :

PROJET DE LOI.

ARTICLE 1er. — Les parents qui mettent leurs enfants en
nourrice, hors de leur domicile, délèguent, par ce seul fait,
le droit de les surveiller aux agents de l'administration et des
Sociétés protectrices de l'enfance, régulièrement autorisées.

ARTICLE 2. — Les nourrices, gardeuses, etc., sont tenues
de présenter les enfants dont elles sont chargées à toute réquisition des susdits agents, porteurs d'une commission visée
par le maire de la commune où réside la nourrice.

ARTICLE 3. — Les nourrices, gardeuses, etc., reconnues
coupables de mauvais traitements, sévices ou manque de soins,
par suite desquels le nourrisson confié à leur garde aura
contracté une maladie grave ou une infirmité incurable,
seront punies d'un emprisonnement de trois mois à un an et
d'une amende de 50 à 200 francs. Si la mort s'en est suivie,
l'emprisonnement sera d'un an à cinq ans et l'amende de
400 à 500 francs.

ARTICLE 4. — La nourrice qui aura pris l'engagement
d'allaiter un enfant au sein, et qui l'aura nourri artificielle-
ment, sera punie d'un emprisonnement de un à trois mois et

d'une amende de 25 à 100 francs. La même peine sera applicable en cas de sevrage non autorisé par les parents du nourrisson.

ARTICLE 5. — Le père de l'enfant, ou sa mère si le père est inconnu, qui aura négligé pendant trois mois consécutifs de payer les gages de la nourrice et, dans cette condition, aura changé de domicile sans faire connaître à celle-ci sa nouvelle résidence, sera considéré comme coupable de *délaissement dans un lieu non solitaire*, et puni d'un emprisonnement de six mois à deux ans et d'une amende de 25 à 200 francs, conformément à l'article 353 du Code pénal.

ARTICLE 6. — Les parents convaincus de complicité avec la nourrice, dans les cas prévus par l'article 3, seront punis des mêmes peines que cette dernière.

ARTICLE 7. — Un règlement d'administration publique déterminera les conditions de placement des nourrissons, les obligations des directeurs de bureaux de louage, celles des nourrices et des parents, et généralement toutes les garanties que réclament la sécurité et le bien-être des enfants placés loin de leurs familles.

Dispositions principales du règlement.

ARTICLE 1er. — Toute femme qui voudra se charger d'un nourrisson étranger devra se pourvoir d'un *carnet* délivré par le maire de la commune et conforme au modèle ci-annexé.

Ce carnet, soumis à un droit de timbre de 1 franc payable par la nourrice (1), devra être représenté à toute réquisition d'un agent de l'administration ou d'une Société protectrice de l'enfance dûment autorisée.

Les maires ne délivreront de carnets qu'aux nourrices accouchées depuis sept mois révolus.

(1) J'ai pensé que la nourrice aura plus de soin de son carnet quand elle l'aura payé, si peu que ce soit.

Article 2. — Dans aucun cas une nourrice ne pourra se charger, à la fois, de plus d'un nourrisson.

Article 3. — Les nourrices devront se faire délivrer, en même temps que le nourrisson, son acte de naissance ou un bulletin provisoire d'inscription à l'état civil.

Il leur est expressément défendu de transmettre le nourrisson qui leur a été confié à une autre nourrice, sans l'autorisation par écrit des parents, et sans en avoir, au préalable, fait la déclaration au maire de la commune.

Elles devront chercher les nourrissons elles-mêmes, mais elles pourront les renvoyer aux parents par un intermédiaire si les enfants sont sevrés.

Article 4. — Les conseils d'hygiène départementaux désigneront à l'administration les localités de leur ressort où les fièvres intermittentes sont endémiques.

L'administration, par la voie usuelle, enjoindra aux maires de s'abstenir de délivrer des carnets de nourrices aux femmes de ces localités, à moins que ce ne soit pour se placer *sur lieux*. Dans ce cas, la couverture du carnet, qui sera d'une couleur spéciale, portera la mention : *Carnet spécial pour nourrices sur lieux.*

Article 5. — Les femmes qui font profession d'élever des enfants au biberon, à la timbale ou au petit pot ne pourront jamais en avoir plus de trois à la fois, au-dessous de deux ans, en y comprenant les leurs. Elles devront justifier de la possession d'une vache, pour la production du lait nécessaire à leurs nourrissons.

Article 6. — A chaque bureau de placement de nourrices sera attaché un médecin agréé par l'administration, qui aura pour mission de certifier l'état de santé des nourrices et de visiter les nourrissons, afin de constater qu'ils ne sont atteints d'aucune maladie contagieuse.

Article 7. — Les directeurs de ces bureaux sont responsables des gages convenus avec les nourrices, sauf leur recours contre les parents.

ARTICLE 8. — Il sera ouvert, dans toutes les mairies, un registre spécial, où seront inscrits les enfants étrangers élevés dans la commune. Il y sera fait mention du mode d'élevage prescrit par les familles (sein ou biberon), de la date du retrait du nourrisson et de l'état de sa santé à cette époque. En cas de décès, il indiquera la maladie qui l'a occasionné.

Cette inscription aura lieu à la diligence de la nourrice, dans les trois jours qui suivront l'arrivée du nourrisson.

La déclaration de la remise aux parents, ou celle du décès de l'enfant, sera faite à la mairie dans les vingt-quatre heures.

L'inhumation devra être autorisée par le maire, après constatation médicale du décès. Notification du décès sera faite par le maire à la direction des enfants en nourrice, établie au ministère de l'intérieur, comme il sera dit ci-après.

A la fin de chaque année, les maires adresseront à la même direction une statistique raisonnée de la mortalité des enfants étrangers placés dans leurs communes.

ARTICLE 9. — Il est créé au ministère de l'intérieur, une *Direction des enfants en nourrice*, où seront centralisés tous les renseignements se rattachant à ce service.

ARTICLE 10. — Des médecins-inspecteurs seront institués dans tous les cantons où s'exerce l'industrie nourricière.

Ils auront pour mission :

1° De visiter les enfants placés dans leur circonscription au moment de leur arrivée chez la nourrice, pour s'assurer qu'ils sont exempts de toute maladie contagieuse ;

2° De les vacciner dans le cours du premier trimestre, s'ils ne le sont déjà ;

3° De leur donner des soins en cas de maladie, et de leur procurer les médicaments nécessaires ;

4° De s'assurer, par une visite mensuelle, qu'ils reçoivent des soins suffisants de leur nourrice, et que celle-ci remplit fidèlement les engagements qu'elle a contractés vis-à-vis la famille ;

5° D'adresser tous les mois, au ministère de l'intérieur, un rapport collectif sur leur inspection, d'après un modèle uniforme, dont il leur sera remis des exemplaires imprimés.

Ces rapports, transmis aux bureaux qui auront fait le placement des nourrices, seront, par les soins de ceux-ci, communiqués aux parents sans déplacement.

Article 11. — Les médecins-inspecteurs signaleront à *la Direction des enfants en nourrice* les nourrices qui leur paraîtront devoir être temporairement ou définitivement privées de leur carnet pour causes graves. Ils proposeront pour des récompenses celles qui se seront fait remarquer par leur dévoûment exceptionnel au nourrisson qui leur est confié.

Article 12. — *Des comités de patronage*, composés de cinq ou sept membres, choisis parmi les habitants notables des deux sexes, seront institués dans toutes les communes qui reçoivent habituellement des nourrissons étrangers,

Les membres de ces comités, présidés autant que possible par le maire, et dont les médecins-inspecteurs feront partie de droit, auront pour fonctions de faire des visites fréquentes aux nourrices, de les entourer de bons conseils, et d'employer leur influence sur elles au bien-être des nourrissons.

Tous les trois mois, les comités, par l'intermédiaire de leur président, adresseront au ministre de l'intérieur — Direction des enfants en nourrice — un rapport sur le mérite des nourrices de leur ressort, au point de vue de l'accomplissement de leur devoir.

Je vais maintenant apporter mon tribut au grand travail qui se prépare, en développant ce que m'a appris une expérience déjà longue, acquise au service de la Société protectrice de l'enfance, que j'ai fondée et qui m'a fourni un vaste champ d'études sur la plupart des questions afférentes à l'éducation du premier âge.

J'entre immédiatement en matière :

Lorsqu'un enfant vient au monde, il est placé dans l'une des conditions suivantes :

Il est nourri par sa mère ou par une femme étrangère, chez ses parents, qui peuvent, à tout instant du jour, exercer sur lui leur surveillance ;

Ou il est envoyé en nourrice au dehors ;

Ou il est abandonné aux soins de l'assistance publique ;

De ces trois catégories j'élimine la dernière, parce que, placée sous la tutelle d'une administration puissante, par les ressources dont elle dispose, elle ne devrait avoir besoin d'aucun concours étranger, et que, pour mon compte, je me garderais bien d'offrir le faible appoint de mes lumières au fonctionnaire éminent qui dirige l'assistance publique

Ce que je vais dire ne se rapportera donc qu'aux deux premières catégories :

1° Des enfants nourris au domicile de leurs parents ;

2° De ceux confiés à des nourrices salariées et élevés chez ces dernières.

Et d'abord, il est certain, — sans qu'il soit besoin d'invoquer pour cela les données de la statistique — il est certain que la mortalité est moindre sur les enfants allaités par leur mère que sur les autres. Il serait, par conséquent, désirable que l'allaitement maternel devint la règle générale, toutes les fois que des raisons de santé n'y font point obstacle, au lieu de devenir de plus en plus l'exception

Mais, ici, je crains bien que la persuasion et le progrès des mœurs, sur lesquels j'ai compté longtemps, ne méritent pas grande confiance. En tout cas ce serait un procédé lent et bien précaire, dans une circonstance comme celle-ci, où chaque jour perdu entraîne le sacrifice d'un certain nombre de vies humaines.

La contrainte pour la mère d'allaiter son enfant, quand sa santé le lui permet, me semble donc aujourd'hui le seul moyen de vaincre la rébellion de ces femmes plus attachées aux plaisirs frivoles du monde qu'aux devoirs sacrés que leur trace la nature.

Ce qui ne veut pas dire, au surplus, qu'il faille rester inactif en attendant que mon vœu se réalise.

Un ensemble d'institutions, dont j'ai conçu le plan, et que je propose de grouper sous la dénomination de *Ligue de l'allaitement maternel*, aurait pour effet immédiat de ramener la mode vers une coutume aussi salutaire à la mère qu'à son rejeton. Mais je ne crois pas que les pouvoirs publics doivent être invoqués pour cela, et je me réserve de soumettre mes idées sur cette matière à la *Société protectrice de l'enfance*, bien mieux placée pour les mettre à exécution, si elle les approuve. Ce n'est donc pas le cas de les énumérer ici.

Je mentionnerai seulement l'utilité des crèches et des salles d'asile établies et entretenues dans des conditions hygiéniques irréprochables, avec des ouvroirs à proximité, pour les mères-nourrices et, au besoin, l'allocation de secours à ces dernières en cas de chômage.

Déjà notre Société protectrice est entrée dans ces vues, en décernant, l'année dernière, pour la première fois, des prix aux mères-nourrices particulièrement méritantes et en votant, tout récemment, un fonds de subsides mensuels en faveur des mères nécessiteuses, pour leur permettre d'allaiter elles-mêmes leurs enfants.

Une souscription affectée spécialement à ce service est, en outre, ouverte dans nos bureaux, et il est permis d'espérer qu'elle nous fournira des ressources importantes quand elle sera mieux connue.

Enfin une *Œuvre* dite *des layettes* a été organisée par les soins de nos dames patronnesses qui promet, de son côté, de concourir efficacement au but que nous poursuivons.

Cependant, quel que soit le succès réservé à ces tentatives, il y aura toujours des éventualités où la nourrice mercenaire sera indispensable, d'où il suit qu'il faut des bureaux de placement, où le public puisse s'adresser avec la certitude de trouver en temps utile la satisfaction de ses besoins, avec toute garantie contre la fraude. Or, on sait que les établissements qui existent aujourd'hui sont loin de remplir les conditions désirables, malgré la réglementation à laquelle ils sont soumis. Je ne parle pas, bien entendu, du bureau municipal, placé sous la direction de l'assistance publique ; j'ai fait déjà mes réserves à cet égard.

Les reproches qu'on adresse aux *petits bureaux* — ainsi qu'on les appelle, — c'est de n'être pas installés convenablement, au point de vue de l'hygiène, et de pratiquer, sur une large échelle, la tromperie vis-à-vis des familles, et souvent aussi des nourrices. Je ne rééditerai pas en détail tout ce qui a été publié à ce sujet, mais comme, malgré toute sa vigilance, l'autorité n'est point parvenue jusqu'ici à extirper les abus qui entachent une industrie de première nécessité, il est légitime d'en conclure que la tâche n'est pas facile. Je croirais volontiers qu'elle est impossible. C'est pourquoi il est nécessaire de réorganiser ce service et de lui donner le caractère d'une institution philanthropique, éloignée de toute idée de lucre ou de profit individuel.

La *Société protectrice de l'enfance* avait entrepris jadis cette création sous le nom d'*Agence générale des nourrices*, mais il fallait un capital de 100,000 francs, qu'elle avait demandé à des actionnaires ; 25,000 francs seulement furent souscrits, et elle dut momentanément abandonner son projet. Il s'agirait de le reprendre, et, sans toucher à la propriété des petits bureaux, on arriverait promptement à leur suppression, en leur suscitant une concurrence qu'ils ne pourraient soutenir.

Voyons maintenant comment cette agence serait établie et quels avantages elle offrirait.

Des médecins-inspecteurs, nommés dans les principales localités où l'on envoie les enfants de Paris, seraient chargés de choisir les nourrices et de leur délivrer un livret portant, sous la garantie de leur signature, tous les renseignements dits *médicaux*, et, sous la garantie de la signature des maires, les renseignements *administratifs*. La sincérité de ces attestations ne pourrait être suspectée, et les certificats de complaisance, qu'on accorde aujourd'hui avec la plus coupable légèreté, deviendraient une bien rare exception, à cause de la connivence qu'ils exigeraient entre le médecin et le magistrat municipal. Ce livret, dont le modèle est annexé ici, aurait, en outre, cet avantage de témoigner du degré de confiance que mérite la nourrice, par la mention de ses états de services antérieurs.

Munie de ce livret, la nourrice vient à Paris, pour se placer *sur lieux*, comme pour y chercher un nourrisson et l'emporter chez elle. Le *meneur* serait ainsi supprimé avec tous les inconvénients qui se rattachent actuellement à ce funeste intermédiaire.

Pour obtenir un livret, la nourrice devra prouver que son enfant est âgé d'au moins sept mois, et qu'il peut être sevré sans danger pour sa vie.

Si elle veut s'engager à Paris, *sur lieux*, elle laissera son enfant chez elle ; si au contraire elle va chercher un nourrisson, elle emportera son enfant et le ramènera elle-même.

De retour à son domicile, elle sera tenue de faire la déclaration de l'enfant qui lui a été confié au maire de sa commune qui l'inscrira sur un registre *ad hoc*. Il lui sera enjoint, en outre, de faire constater par le maire le retrait par la famille ou le décès, qui devra être vérifié par le médecin-inspecteur, avant l'inhumation.

Le nourrisson sera visité au moins une fois par mois, par le médecin-inspecteur, qui enverra de même mensuellement à l'Agence un bulletin de renseignements, selon un questionnaire uniforme, dont suit le modèle :

Les parents seront invités à prendre connaissance de ces bulletins au bureau de l'Agence, où ils leur seront communiqués sans aucun frais.

Avis sera donné par l'Agence au médecin et au maire, de chaque enfant placé dans leur circonscription.

Avec ce système, *les faiseuses d'anges* seraient bien empêchées, et *l'ogresse* de Montauban aurait été vite arrêtée dans sa carrière criminelle. Un enfant ne pourrait plus disparaître sans laisser de traces, et les nourrices, autrefois livrées à elles-mêmes, seraient constamment surveillées et ramenées à leurs devoirs si elles s'en écartaient.

Dans l'état présent des choses, les familles peu aisées peuvent trouver une nourrice et laisser à sa charge l'enfant dont elles veulent se débarrasser. Il suffit qu'elles aient le moyen de payer d'avance les gages du premier mois et les honoraires du bureau. Il résulte de cette facilité que, très-souvent, de pauvres villageoises qui comptaient se procurer quelques ressources pour alléger leur misère en prenant un nourrisson sont trompées dans leur calcul, et attendent en vain, pendant un temps parfois très-long, que les parents veuillent bien remplir leurs engagements. Puis, perdant patience, et voyant leur gêne s'accroître, elles sollicitent comme une grâce qu'on vienne reprendre l'enfant, faisant abandon de ce qui leur est dû. Quelquefois elles sont obligées de le rapporter elles-mêmes et à leurs frais. Je puis affirmer que ces faits ne sont pas rares, et s'il m'était possible de dire ici tout ce que je sais sur ce sujet, on s'étonnerait que de pareilles injustices pussent se commettre dans un pays comme le nôtre.

Il y a donc là une cause de mortalité anormale pour les petits êtres ainsi abandonnés ; car on ne saurait exiger une bien grande tendresse de la part d'une nourrice qui ne reçoit aucune rémunération de ses peines ; et qui, pour élever un enfant étranger, est obligée de priver les siens du nécessaire. Je ne parle pas des cas où la mère ne peut être retrouvée — ce qui arrive très-fréquemment quand c'est une fille — et où la nourrice est forcée de porter elle-même son nourrisson dans un hospice d'enfants assistés, lorsque déjà elle avait eu le temps de s'attacher à lui. Au dommage matériel s'ajoutent alors les déchirements d'une séparation pénible, devant laquelle il en est beaucoup qui reculent.

Je voudrais, pour couper court à de pareils abus, que les parents fussent tenus de fournir des garanties effectives du payement régulier des gages consentis vis-à-vis des nourrices, et que celles-ci eussent pour cautions les bureaux ou les agences de placement.

Je ne m'occupe pas de la réglementation qu'il faudrait établir pour cela, j'en laisse le soin à de plus compétents ; mais dût-on restreindre, en ce point, la liberté des transactions, je crois qu'il ne faudrait pas hésiter à le faire, en présence d'une situation intolérable. Il est trop clair qu'une femme de la campagne, d'une intelligence habituellement bornée, est incapable de sauvegarder par elle-même ses droits, et de se renseigner, dans une ville comme Paris, sur la solvabilité des gens avec lesquels elle va s'engager. Il faut un tuteur à son inexpérience, et c'est l'administration qui doit lui en tenir lieu.

Et qu'on veuille bien le remarquer : quand je suppose la nourrice mise en présence de la famille de son nourrisson, je raisonne comme si déjà le meneur était aboli, mais il n'en est pas ainsi actuellement, où le plus souvènt les enfants arrivent aux mains des nourrices par l'entremise de ce trafiquant, chargé de les répartir dans sa contrée, au mieux de ses propres intérêts. Donc les parents n'ont même pas la ressource de prendre des informations, et ils sont obligés de s'en rapporter au hasard sur les éventualités, bonnes ou mauvaises, qui attendent leurs enfants. Une telle situation est tout simplement immorale, et il est temps d'y pourvoir.

Il est vrai que beaucoup de personnes ne trouveraient plus le moyen de mettre leurs enfants en nourrice, si de sérieuses précautions étaient prises pour empêcher la tromperie ; mais qui oserait s'en plaindre ? N'est-il pas juste que la mère remplisse ses devoirs naturels vis-à-vis de ses enfants quand elle n'est pas assez riche pour les déléguer à une étrangère, à prix d'argent, comme un service volontairement consenti ? Il en résulterait d'ailleurs que l'allaitement maternel serait pratiqué sur une plus grande échelle, ce que l'on doit rechercher avant tout. Par conséquent, cette mesure satisferait en même temps la justice et augmenterait les chances de vie pour les nourrissons.

Mais il ne suffit pas que les gages soient acquittés régulièrement ; le salut de l'enfant exige davantage ; il importe que la nourrice trouve son intérêt à le rendre à sa famille bien portant, au moment du sevrage, autrement il est permis de craindre pour ses jours. Il serait donc désirable qu'une fraction quelconque du salaire convenu fût retenue chaque mois et accumulée, pour être remise seulement à la fin du nourrissage, sur la déclaration du médecin-inspecteur, inscrite sur le livret de la nourrice, et constatant que l'état de l'enfant est satisfaisant.

On voit d'ici le surcroît de soins que cette seule mesure vaudrait au nourrisson.

Ce système, combiné avec les récompenses réservées aux actes de dévoûment, par la *Société protectrice de l'enfance*, et qui représentent des sommes relativement importantes, doit forcément exercer une influence considérable sur la moralisation de l'industrie nourricière, ce qui revient à dire sur la diminution de la mortalité de la première enfance.

Quelques mots maintenant sur la mise à exécution de ce plan, que je n'ai fait qu'ébaucher, me réservant de le développer en temps opportun.

Et d'abord, à qui peut être utilement confié ce service? Est-ce à l'Etat, est-ce à la ville de Paris, ou bien à l'assistance publique ?

Ni l'Etat ni la ville ne me paraissent propres à cette tâche ; et à l'appui de mon sentiment, je puis citer ce passage d'une lettre que m'a fait l'honneur de m'adresser, en 1867, M. de La Valette, alors ministre de l'intérieur :

« Dans une matière aussi délicate, une grande réserve « s'impose à l'administration. A côté d'intérêts dignes assu- « rément, de toute sollicitude, il y a le droit des familles, droit « auquel on ne pourrait porter atteinte sans détruire, du mê- « me coup, leur responsabilité.

« L'intervention directe de l'autorité administrative ren- « contrerait donc de sérieux obstacles; mais il n'en serait « pas de même des associations particulières, et c'est ici sur- « tout que s'exerceraient utilement leur action et leur in- « fluence. »

M. le minisire faisait allusion à la *Société protectrice de l'enfance*, à laquelle il venait d'accorder une subvention de 1,000 fr. à titre d'encouragement.

L'assistance publique, si elle devait ajouter à son service des enfants assistés la surveillance des nourrissons en général, serait tout aussi impuissante. J'en atteste l'insuccès de ses efforts pour attirer la clientèle des familles à son bureau de nourrices, qui s'est toujours vu préférer les petits bureaux, malgré les avantages de toute sorte qu'offrait à la confiance publique l'établissement municipal.

Le secret de cette anomalie est tout entier dans ce fait — dans ce préjugé si l'on veut — qu'il répugne à la population aisée de rien demander, *même en payant*, à une institution de bienfaisance qui semble réservée exclusivement à la classe indigente. C'est là un sentiment humain avec lequel il faut compter.

Restent donc les Sociétés philanthropiques, dues à l'initiative privée, qui seules n'ont à subir la pression d'aucune exigence quand elles dispensent gratuitement pour tous leurs bons offices, et, en tête de ces œuvres diverses se présente, à cause de sa spécialité même, *la Société protectrice de l'enfance*.

Cette Société, qui est arrivée à sa huitième année d'existence, a organisé jusqu'à ce jour cent-cinquante-trois comités de patronage et possède un service d'inspection médicale qui fonctionne, très-régulièrement, dans trente-cinq départements où la capitale exporte ses nouveau-nés. Le personnel de ce service se compose de quatre cent vingt-six médecins-inspecteurs, qui remplissent leurs fonctions gratuitement, par pur amour de l'humanité, et de cinquante-six inspecteurs délégués, dans les localités privées de médecins.

Jusqu'ici, à part des éloges décernés publiquement à leur zèle, ces honorables auxiliaires n'ont reçu que des médailles d'honneur, offertes aux plus méritants d'entre eux, et s'en sont montrés satisfaits ; mais il est une limite à tous les sacrifices, et il serait temps de rémunérer effectivement des fonctions si pénibles et si utiles à la fois. Avec cette organisation toute faite et l'adjonction de l'agence des nourrices, telle que je l'ai indiquée, les réformes nécessaires recevraient leur application immédiate et complète. Il ne s'agirait que de mettre à la disposition de la Société les ressources qui lui font défaut et dont je pourrais fixer approximativement le chiffre, bien minime si l'on considère le mal auquel il faut absolument remédier, et le plus vite possible.

Et, ce que ferait *la Société protectrice de l'enfance* pour les nourrissons de Paris, les Sociétés du même genre qui existent déjà dans les départements, le feraient de leur côté, et bientôt ces institutions se multipliant partout où il en serait besoin, on verrait se produire une diminution rapide dans la mortalité de ces pauvres petits êtres, qui succombent martyrs de la plus coupable imprévoyance.

On nous a reproché bien souvent, comme conséquence inévitable de nos efforts pour la moralisation de l'industrie nourricière, la sécurité que nous allions inspirer aux familles sur le sort de leurs enfants placés loin d'elles, et l'on nous a dit, avec un semblant de raison qu'il y aurait injustice à méconnaître, que nous allions autoriser un plus grand nombre de mères qui ne cherchent qu'un prétexte plausible pour décliner leurs devoirs, à abandonner leur progéniture à des soins mercenaires.

C'est, en effet, là un écueil auquel nous avons mûrement réfléchi, sans trouver aucun moyen de l'éviter. Mais si le bien que nous réalisons est incontestable, au moins momentanément, et eu égard à l'état de choses actuel, consolons-nous en songeant que toute médaille a son revers, et cherchons le mieux comme une conquête de l'avenir.

L'idéal que nous rêvons, — il faut, je le sais par expérience, un certain courage pour le confesser — c'est l'allaitement maternel obligatoire. Eh bien ! je le déclare, dussé-je être taxé d'utopiste, cette thèse, je suis disposé à la soutenir, dès à présent, de toutes mes forces, et à ne négliger rien pour la faire triompher des sarcasmes et des mauvais vouloirs qui l'ont accueillie, lorsque j'ai cru être le premier à la porter devant l'opinion publique.

Voici en quels termes je m'adressais à l'Assemblée nationale, à la date du 8 juin 1871 :

« A Monsieur le président et à Messsieurs les membres de l'Assemblée nationale.

« Messieurs,

« Après les douloureux événements qui viennent de bouleverser notre pays, il n'est douteux pour personne qu'une des principales causes de tant de désastres, arrivant coup sur coup, ne soit la dépravation des mœurs, résultant de l'abandon de tous les devoirs et de la soif immodérée des jouissances matérielles.

« Dans toutes les classes de la société française, le sentiment de la famille s'est relâché. L'enfant, dès sa naissance, est exilé du foyer domestique et confié à une nourrice mercenaire, où il pâtit, s'il ne succombe faute de soins.

« Je ne veux pas rechercher toutes les conséquences funestes de cet état de choses, qui entrave le développement normal de la population et brise les liens du ménage, ce premier foyer de l'association humaine ; il suffira à mon but d'appeler sur cette question la sollicitude du pouvoir législatif.

» La France est de toutes les contrées d'Europe celle où les mères désertent en plus grand nombre la mission que la nature leur assigne. A mon sens, c'est là l'origine de notre amoindrissement.

« La loi peut-elle intervenir en cette matière sans blesser la liberté individuelle ?

« Mais quelle est la loi qui résisterait à cette objection, au moins puérile ?

« D'ailleurs, à côté de la liberté des parents, déjà enchaînée par divers articles du Code, il y a l'intérêt de l'enfant, qui ne peut se défendre lui-même et, par dessus tout, le salut de la Société, qui commande tous les sacrifices : *Salus populi suprema lex.*

« Je voudrais donc qu'une loi obligeât la mère à donner son lait à l'enfant qu'elle a mis au monde, toutes les fois que des raisons de santé n'y mettraient point obstacle.

« Que si cette mesure paraissait trop radicale, ne pourrait-on pas, du moins, sous la sanction d'une pénalité sévère, défendre à la mère de confier sa progéniture à des mains étrangères, loin de son domicile ?

« Ou bien enfin si aucune de ces dispositions ne pouvait être admise, n'y aurait-il pas lieu d'interdire l'industrie nourricière, qui consiste, pour les femmes de la campagne, à se charger, à prix d'argent, d'élever les enfants des villes au détriment des leurs ?

« Les abus que je signale plus haut et les pernicieux effets qu'ils produisent sur la morale publique seraient également atteints par l'une ou l'autre des trois propositions que j'ai l'honneur de soumettre à l'Assemblée nationale.

« A la faveur de cette réforme, on verrait la famille se reconstituer, la mère soustraite aux excitations malsaines de la vie extérieure, le mari retenu au logis par les joies de la paternité, et le petit être, objet de soins incessants, dans un milieu propice au développement de toutes ses facultés, donner à la patrie un citoyen utile : *Mens sana in corpore sano.*

« Dans l'espoir que ma pétition sera accueillie favorablement, je vous prié, etc. »·

On voit avec quelle timidité je m'exprimais, alors que je croyais être un téméraire, engagé dans une voie non encore ouverte, et de longtemps en avance sur son époque ; mais depuis, j'ai fait une découverte qui, loin de m'être désagréable, m'enhardit à persévérer dans mes convictions, soutenu que je me sens par un confrère du plus haut mérite à qui appartient la propriété de l'idée relativement à l'obligation de l'allaitement maternel.

M. le Dr Chassinat, d'Hyères, avait envoyé, il y a plusieurs années, une pétition au Sénat pour demander qu'une loi, appuyée d'une sanction pénale, consacrât cette obligation, et sa pétition fut l'objet d'un rapport et d'une discussion pleine d'intérêt, dont le pétitionnaire rappelle les incidents dans un livre qu'il a publié en 1868, sous ce titre : *De l'allaitement maternel étudié aux points de vue de la mère, de l'enfant et de la société.*

Disons, en passant, que ce travail a été composé pour un concours ouvert par la Société protectrice de l'enfance, et qu'il a été jugé digne d'une mention honorable.

L'argumentation de l'auteur, pour réfuter les objections qu'on lui a opposées, peut se résumer ainsi :

D'aucuns prétendent qu'il n'est pas possible de faire intervenir la loi en pareille matière ; mais ce qu'il y a de plus piquant, c'est que cette loi existe, si on veut l'interpréter sainement. C'est l'article 203 du Code Napoléon, au chapitre *des obligations qui naissent du mariage*, et qui est ainsi conçu :

« Les époux contractent ensemble, par le fait seul du mariage, l'obligation de nourrir, entretenir et élever leurs enfants. »

Or, que doit-on entendre par *nourrir* un enfant nouveauné, si ce n'est lui donner l'aliment qui convient à son âge, et aux facultés digestives de son estomac, c'est-à-dire dans l'espèce, le lait maternel, approprié aux conditions physiologiques du jeune être auquel la nature le destine ?

Que si la mère est incapable de nourrir, l'article 208 du Code Napoléon peut être invoqué pour lui créer une dispense légale, s'il en était besoin, car on y trouve cette disposition :

« Qu'ils doivent être proportionnés — les aliments — aux
« *ressources* et à la fortune de celui ou de celle qui les doit. »

D'où il suit, ajoute M. Chassinat, qu'en ce qui concerne un
enfant naissant et les aliments qui lui sont dus, les ressources
de sa mère ne peuvent être que des ressources physiologiques
se rapportant à l'aliment lui-même, c'est-à-dire au lait de
ses mamelles, aux organes qui le secrètent et aux conditions
diverses qui peuvent influencer cette sécrétion. Conséquemment,
les seules raisons qui pourraient empêcher une mère de nourrir de son propre lait son enfant nouveau-né seraient, indé-
pendamment des cas de force majeure, celles qui dépendraient
soit de sa propre santé, que l'allaitement pourrait compro-
mettre ou qui serait altérée par quelque maladie pouvant être
communiquée à l'enfant, soit de l'absence, ou de l'insuffisance,
ou de la mauvaise qualité de son lait. Ces empêchements
physiologiques pourraient être facilement constatés d'une
manière précise par un médecin, et au moyen d'un certificat
en bonne et due forme, en vertu duquel la mère pourrait être
dispensée du devoir sacré que lui imposent la nature, la morale et la loi écrite.

Mais, s'écrieront en chœur les fanatiques de la liberté individuelle, quel cas faites-vous donc du respect dû à la liberté
de la mère? J'ai déjà répondu à cette objection banale dans
ma pétition à l'Assemblée nationale.

On s'est de même élevé contre le droit, qualifié *d'excessif,*
que s'arrogeait la société de soumettre une femme nouvelle-
ment accouchée, à une *expertise médicale,* pour décider si
elle est capable ou non d'allaiter son enfant. Mais cette expertise est de pure fantaisie; l'avis du médecin ordinaire ou de
l'accoucheur pourrait, dans l'immense majorité des cas, se
formuler avant l'accouchement et sans qu'il fût besoin d'aucune investigation préjudiciable à la femme enceinte.

Enfin, une dernière objection s'est produite, et celle-là ne manque pas d'une certaine valeur, bien qu'à mon sens elle ne doive pas constituer un obstacle à la mesure dont nous nous faisons le défenseur.

Pour obliger une mère à nourrir quand elle est dans la misère et qu'elle manque de tout, il faut nécessairement lui accorder des secours qui lui rendent possible l'obligation que vous lui imposez ; mais déjà aujourd'hui l'assistance publique dépense des sommes considérables — onze milions par an — pour donner aux enfants pauvres des nourrices qui les laissent mourir. Ne vaudrait-il pas mieux chercher les ressources nécessaires pour les besoins de l'allaitement maternel et sauver peut-être annuellement cent mille créatures humaines qui périssent faute de soins?

De telles dépenses inscrites au budget, au lieu de ruiner le pays, l'enrichiraient plutôt et augmenteraient sa puissance.

Mais j'ai supposé, avec M. Chassinat, que la loi actuelle pourrait être invoquée en faveur de l'allaitement maternel obligatoire, et cette opinion peut n'être pas acceptée par tout le monde ; c'est pourquoi je voudrais qu'une loi spéciale fût édictée, et voici celle que je propose :

Projet de loi sur l'allaitement maternel obligatoire.

ARTICLE 1er. — L'allaitement maternel est obligatoire, à moins d'empêchement provenant de l'état de santé de la mère ou de l'enfant et dûment constaté par un docteur en médecine ou un officier de santé.

ARTICLE 2. — Aucune nourrice ne pourra allaiter un enfant étranger, soit chez elle, soit au domicile des parents, si son propre enfant est vivant et âgé de moins de sept mois ; en outre un certificat de médecin devra attester qu'il peut être sevré sans danger.

ARTICLE 3. — Pour se charger de l'allaitement d'un enfant étranger, la nourrice qui se trouvera dans les conditions de l'article précédent devra exiger la production du certificat constatant que la mère est dispensée de nourrir.

ARTICLE 4. — Les poursuites pour infraction à la présente loi ne seront exercées qu'en cas de décès du nourrisson et après une enquête préalable établissant que la mort a été le résultat de l'allaitement mercenaire.

ARTICLE 5. — Les mères nécessiteuses recevront une indemnité mensuelle qui leur permettra de nourrir leur enfant pendant sept mois. Ce délai pourra être prolongé si la santé de l'enfant l'exige.

ARTICLE 6. — L'élevage au biberon, à la timbale, etc., n'est permis qu'à la mère qui aura été reconnue incapable de nourrir.

ARTICLE 7. — Un règlement d'administration publique déterminera la forme dans laquelle sera rédigé le certificat d'exemption prévu par l'article 1er, et les formalités de l'enquête à laquelle donnera lieu le décès du nourrisson.

On remarquera que, dans mon projet, plusieurs dispositions prohibitives se combinent pour arriver à un même résultat :

1° L'obligation imposée à la mère d'allaiter son enfant, à moins d'empêchement constaté (art. 1).

2° La défense à la nourrice de se charger d'un enfant étranger, sans exiger la production du certificat qui dispense la mère de nourrir (art. 3).

3° Enfin la stipulation de l'âge de sept mois, avant lequel l'enfant de la nourrice ne pourra être sevré, ni même spolié d'une partie du lait de sa mère, si celle-ci était tentée de le nourrir conjointement avec un enfant étranger (art. 2).

On observera encore que la mère qui contreviendra à la loi, n'en subira les rigueurs qu'en cas de mort de son enfant, et si l'enquête établit que c'est à l'allaitement mercenaire que le décès doit être imputé. De cette façon, j'obvie aux inconvénients tant redoutés de la violation du domicile conjugal, si ce n'est lorsqu'il s'agit d'un cas de mort, ce qui légitime bien quelque constatation judiciaire. Du même coup, j'entoure le nouveau-né d'une protection réelle, puisqu'à son existence se rattache l'impunité acquise à la mère qui enfreint la loi.

Je ne me dissimule pas, d'ailleurs, que l'introduction dans nos codes du principe de l'allaitement maternel obligatoire ne se fera pas avant que la question n'ait été débattue sous toutes ses faces ; avant que la répulsion, instinctive plutôt que raisonnée, inhérente à toute idée de contrainte, n'ait eu le temps de s'apaiser et que l'esprit public ne soit éclairé, sur les droits d'une créature chétive qui n'a pas demandé à naître et dont la conservation est d'un si grand prix pour la société.

Mais il convient de préparer le terrain et de travailler à la solution du problème, sans mesurer les difficultés qu'on peut rencontrer sur son chemin ; car celui-là seul a le don de persuader les autres qui témoigne d'une foi ardente dans la cause qu'il défend.

Si donc je me constitue l'apôtre convaincu d'une réforme en désaccord avec nos mœurs acuelles, et si je m'expose de gaîté de cœur au dénigrement et aux critiques acerbes de certains esprits peu clairvoyants, c'est que j'ai les yeux fixés sur l'avenir, et que je sais par expérience que souvent l'utopie de la veille est la vérité du lendemain.

En résumé, je crois pouvoir tirer de ce qui précède les conclusions suivantes :

1° Une mortalité excessive et indue, que les statisticiens évaluent à cent mille âmes annuellement, sévit en France sur les enfants de 0 à 1 an, et contribue pour une large part à paralyser le mouvement ascensionnel de la population ;

2º La cause éloignée de ce fait déplorable réside dans les vices qu'entraînent avec elles les civilisations avancées : notamment le relâchement de l'esprit de famille. La cause prochaine en est l'industrie nourricière, avec ses fraudes, ses méfaits et l'exagération de l'esprit mercantile qui la caractérise. L'ignorance, la misère et la cupidité des nourrices, l'intervention néfaste des intermédiaires appelés *meneurs*, et trafiquants de la pire espèce, tels sont les agents qui conspirent contre les pauvres petits êtres, exilés, dès leur naissance, du foyer paternel.

3º Le remède à ce mal menaçant pour la prospérité de notre pays consisterait à édicter une loi qui obligeât les mères à nourrir leurs enfants, à moins d'empêchements constatés, de même que les enfants sont tenus, dans certains cas, de fournir des aliments à leurs ascendants ;

4º A défaut de cette mesure radicale, dont l'adoption pourra se faire longtemps attendre, et pour obvier aux dangers de l'allaitement mercenaire, que des circonstances de force majeure empêcheront toujours de disparaître complètement, voici les moyens qui me paraissent devoir être mis en œuvre et présenter toutes chances de succès :

a. La fondation d'une *Ligue de l'allaitement maternel,* pour ramener les mères à la coutume d'autrefois, par l'influence du corps médical et des ministres de la religion, par des publications et des conférences; enfin et surtout, par des souscriptions destinées à secourir les mères nécessiteuses dans l'accomplissement du plus sacré des devoirs.

b. La propagation des Sociétés protectrices de l'enfance sur toute l'étendue du territoire français.

c. Une loi organique réglementant l'industrie nourricière.

d. La création d'une *Direction des enfants en nourrice* au ministère de l'intérieur.

e. L'établissement auprès de chaque Société protectrice de l'enfance, d'une *Agence de nourrices* opérant comme institution philanthropique et dégagée de toute idée de lucre, pour amener graduellement la suppression des *petits bureaux*.